SAINT-MANDÉ

AU POINT DE VUE

HYGIÉNIQUE ET MÉDICAL

PAR LE

Docteur FOUCHER

Médecin de l'Hospice St-Michel

MÉDECIN DU BUREAU DE BIENFAISANCE DE SAINT-MANDÉ, ETC.

Chevalier de l'Ordre du Christ de Portugal.

PRIX : 1 FR.

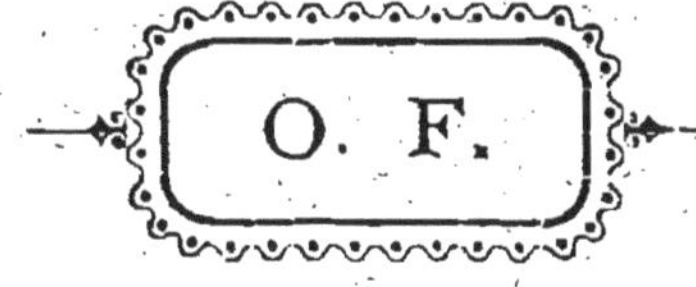

VINCENNES

P. JUIN, IMPRIMEUR-ÉDITEUR

2 ET 6, RUE DE LA CHARITÉ

1875

SAINT-MANDÉ

AU POINT DE VUE

HYGIÉNIQUE ET MÉDICAL

PAR LE

Docteur FOUCHER

Médecin de l'Hospice St-Michel

MÉDECIN DU BUREAU DE BIENFAISANCE DE SAINT-MANDÉ, ETC.

Chevalier de l'Ordre du Christ de Portugal.

PRIX : **1** FR

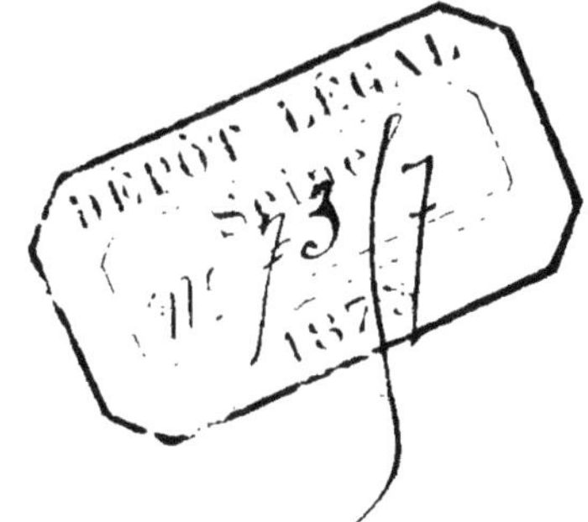

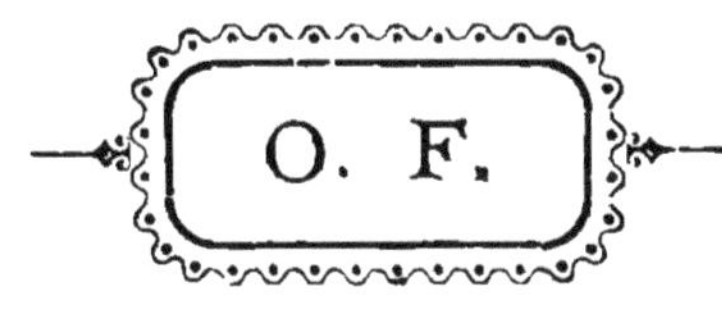

VINCENNES

P. JUIN, IMPRIMEUR-ÉDITEUR

2 ET 6. RUE DE LA CHARITÉ

1875

A MONSIEUR QUIHOU

MAIRE DE SAINT-MANDÉ

Officier d'Académie.

Permettez-moi, Monsieur, de mettre votre nom en tête de cette Etude sur Saint-Mandé. Les services que vous avez rendus et que vous rendez encore chaque jour à la commune; le souvenir de mon beau-père, M. Guibillon, dont vous étiez l'ami et dont vous avez pu apprécier le dévouement à ses concitoyens, alors qu'il partageait avec vous la lourde tâche de veiller aux besoins d'une population chassée de ses foyers par la guerre et réfugiée dans Paris assiégé; enfin, la bienveillance que vous avez toujours eue pour moi, me rendent heureux de vous donner ici ce témoignage public de mon estime et de ma reconnaissance.

AVANT-PROPOS

En 1863, je suis venu, comme médecin, m'installer à Saint-Mandé, au lendemain du jour où Paris, en s'agrandissant, avait coupé la commune en deux tronçons et s'était annexé toute la partie comprise entre le mur d'octroi et les fortifications. Depuis, dans cette suite d'années, déjà bien longue, j'ai vu se poursuivre et s'achever les embellissements du bois de Vincennes et, comme conséquence, j'ai vu notre ville s'agrandir, se développer, se transformer.

Médecin du Bureau de Bienfaisance, médecin de la Compagnie parisienne du Gaz et de plusieurs Institutions, appelé par les besoins de ma clientèle auprès de malades de toutes les conditions, j'ai pu me faire une idée exacte de la population, de ses mœurs, de ses habitudes, de son origine, de sa composition, de son aptitude à contracter ou à éviter certaines affections. J'ai pu constater quelle influence avaient sur la gravité, la fréquence, la marche des diverses maladies, l'orientation de nos maisons, la situation topographique de la ville, l'état de propreté des voies publiques, les conditions de la vie matérielle.

J'ai reconnu les avantages ou les inconvénients que pouvait offrir le séjour de la localité, tant pour les habitants destinés à y résider d'une manière permanente, que pour les malades qui viennent du dehors y chercher la santé et le repos.

Aujourd'hui, que les traces laissées par les deux siéges de Paris commencent à s'effacer, que, après un accroissement subit, la ville semble arrivée à un état presque régulier, normal, et avoir trouvé une physionomie, sinon définitive, du moins fixée pour longtemps, j'ai cru que le moment était opportun pour recueillir mes observations, rassembler mes notes, faire appel à mes souvenirs, étudier, en un mot, Saint-Mandé sous toutes ses faces, dans tous ses détails, en me plaçant au double point de vue de l'hygiène et de la médecine.

Je me décide à publier le résultat de cette étude, trop heureux, si je puis contribuer ainsi, pour une part, si faible qu'elle soit, à la prospérité d'une ville à laquelle ne m'attachent pas seulement des intérêts professionnels, mais où je crois compter encore de nombreuses affections, où j'ai une partie de ma famille, où mes enfants sont nés.

SAINT-MANDÉ

AU POINT DE VUE HYGIÉNIQUE ET MÉDICAL

I

SAINT-MANDÉ DANS LE PASSÉ ET DANS LE PRÉSENT *

Saint-Mandé, tel que nous le voyons aujourd'hui, ne peut donner une idée de ce qu'il était autrefois. En réalité, c'est une ville toute nouvelle, qui date d'hier, et qui

* Un honorable habitant de Saint-Mandé, M. Rouget de Lisle, membre du Conseil municipal, s'occupe depuis longtemps d'une histoire du Bois de Vincennes et de Saint-Mandé, qu'il compte publier prochainement. Il a bien voulu me communiquer le fruit de ses recherches dont j'ai largement profité : qu'il me permette de l'en remercier bien sincèrement.

n'a de commun, avec le hameau dont elle a pris la place, qu'un nom sur l'origine duquel il est à peu près impossible d'émettre une opinion précise.

Faut-il, avec les auteurs ecclésiastiques, attribuer ce nom et faire remonter la création du village qui le portait à des moines bretons qui, au IXe siècle, vinrent s'établir sur ce point des environs de Paris et y bâtirent, pour recevoir les reliques d'un saint abbé, solitaire irlandais, du nom de Mandez, Maudet ou Mandet, une chapelle autour de laquelle se groupèrent quelques maisons et se fonda un prieuré dépendant de l'abbaye de Saint-Magloire ? Cela semble au moins contestable. D'une part, il résulte de documents authentiques du XIIIe siècle, qu'à cette époque la chapelle abbatiale du prieuré de Saint-Mandé n'était établie sous aucune invocation et n'avait aucune fondation ; d'autre part, il semble que, de tout temps et indépendamment de tout établissement religieux, il ait dû y avoir, au bas de la rampe qui, gravissant les pentes du plateau, conduit de Vincennes à Charenton, à l'entrée du bois, un lieu de repos et de stationnement pour les chevaux et les voitures chargées, en même temps qu'un petit centre de population agricole et forestière.

Cette question n'a, d'ailleurs, à mon sens, qu'une importance tout-à-fait secondaire et toute de curiosité : je n'ai pas la prétention de faire ici œuvre d'historien, encore moins d'archéologue, et il me suffira de rappeler que, dès le XIIIe siècle, l'existence de Saint-Mandé est signalée dans des actes authentiques, datés de 1203 et 1240, ce qui constitue à notre cité une assez vieille noblesse pour ne pas en demander davantage.

Saint-Mandé n'était pas alors aussi rapproché de Paris qu'il l'est aujourd'hui. Entre eux, il y avait de vastes champs et des cultures de toute sorte. Vincennes et les villages qui l'entouraient étaient alors en pleine campagne. Le nôtre n'était qu'un très-petit hameau, ne comprenant qu'une rue longeant, ou à peu près, le mur de clôture qui enfermait le bois ; il n'avait aucune autonomie, aucune existence communale qui lui fût propre ; son territoire faisait partie de la paroisse de Charenton-Saint-Maurice, et les maisons éparses, disseminées au milieu des vignes, des arbres et des blés, relevaient d'une seigneurie, dont le prieuré seul était indépendant, et que l'on trouve souvent en querelle avec les abbés pour le partage des dîmes.

L'histoire particulière de Saint-Mandé se réduit donc à bien peu de chose ; il n'a été le théâtre d'aucun événement important, aucun personnage marquant n'y a laissé de souvenirs, si ce n'est le surintendant Fouquet qui, au moment de sa disgrâce éclatante, possédait dans le haut de la Grande-Rue actuelle deux belles propriétés, dont, après des fortunes diverses, on peut encore retrouver la trace. Le bois de Vincennes est agrandi au dépens des paroisses voisines ; le prieuré est cédé à l'archevêché de Paris ; puis, les bâtiments négligés tombant en ruines et l'église délabrée menaçant de s'écrouler, il est rétrocédé, à charge de réparations, à un chanoine dont il devient la propriété personnelle. La seigneurie change de propriétaire ; le cours de Vincennes et l'avenue du Bel-Air sont établis pour faciliter l'accès du parc royal et de ses chasses. Voilà, avec quelques autres incidents du même ordre et d'aussi maigre intérêt, tout ce que l'on trouve à noter dans un bon nombre d'années. Rien ne change : la population reste stationnaire, et l'endroit, pendant que Vincennes voit se construire son château, s'élever sa sainte chapelle, pendant que Paris s'agrandit, garde son caractère champêtre : il était et il demeure un lieu de villégiature pour la riche bourgeoisie parisienne. Cela dure jusqu'à la Révolution ; à cette époque la situation se modifie. En 1790, le seigneur de Saint-Mandé, marquis de Bérulle, émigre, et ses vassaux s'empressent de se constituer en municipalité distincte, faisant partie du district de Bourg-Egalité, autrement dit Bourg-la-Reine : municipalité bien humble à ses débuts, car elle ne comptait qu'une centaine d'habitants répartis sur un territoire très-étendu. Par un juste retour des choses d'ici-bas, la nouvelle commune ne tarda pas à s'agrandir aux dépens du bois, son voisin, d'annexes séparées.

Cependant les progrès furent lents ; en 1801, d'après le recensement oficiel, la commune ne comptait encore que 285 âmes, et il faut arriver à 1831 pour trouver une agglomération de 1,700 habitants ; mais, à partir de ce moment, Saint-Mandé subit le contre-coup de l'accroissement de Paris ; à mesure que la population de la Capitale grandit, elle est refoulée vers les extrémités et bientôt elle déborde au-delà du mur d'octroi construit en 1784. Entre ce mur et l'ancien village de Saint-Mandé se construisent de nombreuses maisons, se créent des industries de toute espèce, s'élèvent des établissements de tout genre ; bois, vignes, blés disparaissent successivement pour faire place à des rues, à des quartiers, et bientôt, sur une surface de 400 hectares environ, Saint-Mandé voit le chiffre de ses habitants de 1,700 arrivé à 3,000 environ.

En 1840, la construction de l'enceinte fortifiée apporta un premier trouble dans l'existence de notre banlieue, et notre localité fut dès-lors scindée en deux fractions bien nettement tranchées*, bien séparées : l'une toute urbaine, comprise entre le mur d'octroi et les remparts; l'autre, plutôt rurale, s'étendant des fortifications jusqu'à l'entrée du bois de Vincennes.

Pourtant le mouvement ascendant de la population ne fut pas arrêté ; en 1851, elle était de plus de 4,000 âmes ; en 1856, elle était de plus de 5,000 âmes.

En 1860, eut lieu l'annexion, c'est-à-dire que Paris, agrandissant l'enceinte soumise aux droits d'octroi, engloba tout l'espace renfermé entre le vieux mur de 1784 et le mur bastionné de 1840. Saint-Mandé perdit du coup 143 hectares et ne garda que 2,822 habitants. Mais, en même temps, commençaient

* La rue Mongenot, par exemple, fut interrompue au milieu de son parcours et les deux tronçons, dont l'un devait plus tard être encore coupé par le chemin de fer de ceinture, furent séparés par toute l'épaisseur des remparts.

les embellissements du bois de Vincennes, et l'on se mettait en mesure de créer, à l'Est de Paris, un parc qui devait faire le pendant de celui qu'avait fourni, à l'Ouest, le bois de Boulogne transformé.

Saint-Mandé, débarrassé de sa partie industrielle, j'allais dire faubourienne, devenu plus compacte, plus homogène, prend, grâce à la solidarité des intérêts, un caractère tout nouveau. Il est désormais une ville bourgeoise, où les Parisiens vont accourir pour chercher le repos, l'espace, l'air pur, toutes choses qu'ils ne trouvent pas dans le Paris que lui font la pioche des démolisseurs, la fiévreuse activité de M. Haussmann et l'ardeur de la spéculation.

Sous l'influence des travaux entrepris de tous côtés et dus tant à la ville de Paris qu'à l'initiative, à la fois généreuse et habile de quelques propriétaires,—il me suffira de citer, et au premier rang, M. Malard — grâce à l'intelligence d'une Administration municipale dévouée, l'accroissement de notre population devient considérable. Les terrains retranchés du bois, les propriétés divisées pour être bâties, se couvrent d'élégantes constructions ; des rues nouvelles sont ouvertes.

En 1866, les pertes causées par l'annexion sont déjà réparées et au-delà ; et, à la veille de la guerre, la commune, avec sa surface réduite, est plus peuplée qu'elle ne l'était en 1860, avant d'être privée de la moitié de son territoire.

Aujourd'hui, Saint-Mandé est une ville de près de 6,500 âmes, en y comptant la population flottante, celle qui habite les maisons de santé, les pensions de familles et les Institutions. Elle s'étend depuis Montreuil et Vincennes, dont les dernières maisons se confondent avec les siennes, au Nord et au Nord-

Est jusqu'au plateau qui la sépare de Charenton, au Sud.

Elle occupe ainsi, entre le bois à l'Est, et les fortifications de Paris à l'Ouest, une longue bande de terrain, assez régulière, dont le sol, presque exclusivement sablonneux, est très-perméable à l'eau. Elle se divise naturellement en deux portions qui ont chacune leur caractère propre : l'une, que j'appellerai *ville basse*, plus peuplée, plus spécialement commerçante, commence là où finit Montreuil et gagne le pied des ondulations de terrain que couronne le plateau de la Demi-Lune ; elle est traversée de l'Est à l'Ouest par le cours de Vincennes et l'avenue du Bel-Air, magnifiques voies qui servent d'accès direct au bois et y mènent la foule des promeneurs, à qui le dimanche permet d'y venir respirer un peu d'air pur. Là, les maisons sont élevées et rapprochées ;

là, se trouvent tous les établissements nécessaires, soit à la vie domestique, soit à la vie collective : boutiques, magasins de tout genre, Gares du chemin de fer et du tramway, la Poste, le Télégraphe, la Mairie, les Écoles communales, l'Asile pour les enfants, l'Hospice Saint-Michel, etc.

L'autre partie, ou *ville haute*, s'étale sur le plateau, depuis l'avenue Daumesnil jusqu'au bas du contre-fort, au pied duquel ont été percées les rues Allard, du Lac et de Bérulle. Cette ville haute est en partie de création récente ; l'on y arrive par les rues de Lagrange, la Grande-Rue et la Chaussée-de-l'Étang ; elle est coupée par de larges voies, telles que les avenues Sainte-Marie, Herbillon, Alphand, etc ; les maisons y sont assez peu nombreuses pour leur permettre d'être isolées et entourées de jardins ; le plus souvent elles ne sont occupées que par une seule famille. On est, de ce côté, presque à la campagne, et l'illusion peut être complète pour ceux qui habitent les élégantes villas de l'avenue Daumesnil ou les vastes propriétés qui, dans le haut de la Grande-Rue, touchent au bois par la Chaussée de l'Etang, sur laquelle s'ouvrent les grilles de leurs beaux jardins.

Pris dans son ensemble, considéré soit dans la portion plus aristocratique du haut, soit dans celle plus remuante, plus animée du bas, Saint-Mandé est, on peut le dire, sans crainte d'être démenti, une résidence privilégiée à tous les points de vue.

A l'entrée d'un parc splendide, dont les allées tournantes semblent inviter à la promenade, placée entre deux lacs aux contours artistement dessinés, aux îles pittoresques, aux bords ombragés, entourée d'une ceinture de jardins, presque noyée dans la verdure des grands arbres d'où elle émerge à peine, cette ville offre certainement un des plus frais paysages que l'œil puisse contempler, un des plus agréables séjours que l'on puisse désirer.

Tout concourt d'ailleurs à ce dernier résultat : par le chemin de fer de Vincennes, on y est à 10 minutes de la place de la Bastille ; par les omnibus et les tramways, on y est en relation constante avec le centre et avec les quartiers les plus éloignés de la grande ville. Saint-Mandé vit, en somme, de la vie morale et matérielle de Paris, dont il n'est, en réalité, qu'un faubourg.

Les approvisionnements de toute espèce y sont abondants ; l'eau coule à flots dans les rues, alimente les maisons, et, à défaut de fontaines monumentales, il y a du moins, sur nos places, de ces modestes, mais élégantes et utiles fontaines, auxquelles Sir

Richard Wallace, leur généreux fondateur, a donné son nom ; les rues sont éclairées au gaz et la sécurité ne laisse rien à désirer.

La Municipalité tient d'ailleurs à honneur de mettre la commune au niveau de tous les progrès, et de ne rien négliger de ce qui peut contribuer à rendre l'existence facile et commode, de ce qui peut, en un mot, augmenter le bien-être des habitants.

Est-il nécessaire d'insister ici sur ces différentes questions? Je ne le pense pas : elles rentrent dans le cercle des études que je dois parcourir, et je vais les retrouver dans tous leurs détails, en m'occupant de Saint-Mandé sous le rapport de l'hygiène publique.

II

L'HYGIÈNE A SAINT-MANDÉ — HYGIÈNE PUBLIQUE

On a donné de l'hygiène bien des définitions. Tous les auteurs, et Dieu sait s'ils sont nombreux, qui se sont occupés de cette partie de la science médicale, ont essayé de dire en une seule phrase ce qu'elle pouvait être : un des derniers venus, M. Alexandre Layet, agrégé à l'École de Médecine navale de Rochefort, dans son traité de l'hygiène des professions et de l'industrie, l'appelle l'*éducation de la santé publique*. Mais, pas plus que les autres, cette définition ne me satisfait entièrement, parce que, pas plus qu'elles, elle ne donne une idée suffisamment complète de l'hygiène. Je n'essayerai pas, du reste, de trouver mieux ; je me contenterai de dire que l'hygiène est l'ensemble des règles, prescriptions ou conseils qui ont pour but de maintenir l'homme en bonne santé, et de lui assurer le développement ou de lui conserver le libre usage de ses facultés morales et physiques.

L'hygiène n'appartient pas à la médecine proprement dite : elle ne peut rien pour l'être atteint dans les sources de la vie ; elle ne s'occupe pas du malade, alors qu'il demande à la science de le délivrer du mal dont il souffre ; elle n'a pas la prétention de guérir, mais elle a d'autres et, peut-être, de plus hautes visées ; elle prend l'homme aux diverses périodes de son existence, enfant, adulte, homme fait, ou vieillard, et, faisant abstraction des idiosyncrasies, elle étudie quelles sont les conditions générales dans lesquelles il doit se placer pour garder plus ou moins intactes ses forces vives, et pour prévenir de toute atteinte le fonctionnement des divers organes qui constituent la machine humaine.

Le champ de l'hygiène est donc des plus vastes. Rien de ce qui nous entoure ne lui est indifférent, aucun de nos actes ne lui échappe ; tous les instants de notre existence lui appartiennent, toutes les manifestations de notre vie ordinaire, si simples, si naturelles, si inconscientes que l'habitude les ait faites, relèvent de son autorité.

L'hygiène se divise habituellement en deux grandes branches : l'*hygiène publique* qui a pour objet l'activité collective, et recherche l'influence que peuvent avoir sur l'homme les conditions extérieures dans lesquelles il est placé, le milieu social où il se meut ; l'*hygiène privée* qui s'adresse à l'individu isolé, pris en lui-même, l'étudie dans ses actes, dans ses besoins les plus intimes, et lui trace certaines règles que, dans sa liberté, il reste libre de suivre ou de négliger. L'hygiène publique s'occupe de la santé collective, l'hygiène privée s'occupe de la santé individuelle.

Dans quelle situation Saint-Mandé se trouve-t-il au point de vue de l'hygiène publique? C'est ce que je veux examiner tout d'abord, et pour cela, je vais passer successivement en revue certains points principaux : Voies publiques, Eaux, Égouts, Édifices publics, Cimetière, etc., en recherchant dans quelle mesure ils répondent aux indications de la science moderne.

Les conditions hygiéniques d'une ville dépendent en majeure partie de sa situation topographique, de la nature du sol sur lequel elle est bâtie, de la quantité et de l'espèce des établissements industriels qu'elle renferme. Il n'est pas toujours au pouvoir des administrations municipales de modifier profondément ces conditions; elles ne peuvent changer ni la nature des choses, ni l'état social et industriel, ni modifier la composition de la population ; mais leur action est puissante sur bien d'autres causes qui, dans les centres de population, affectent la santé publique.

Il dépend d'elles, par exemple, de veiller à la propreté des rues, de faire circuler dans la cité un abondant courant d'eau, de faire enlever les immondices ; il est de leur ressort d'établir des voies larges, aérées, droites autant que possible, de munir ces voies de trottoirs pour les piétons ; d'installer des égouts pour les eaux pluviales, de créer des places, de planter des arbres, d'éloigner le plus possible les établissements insalubres.

Sous ces divers rapports, il reste peu de chose à désirer à Saint-Mandé. Conseils municipaux et Maires qui se sont succédé ont pris à tâche d'embellir et d'assainir la ville qui leur confiait ses destinées; et il suffit de rappeler les noms de MM. Mongenot, Poirier et Quihou, en ne citant que ceux-là, pour avoir présents à la pensée tous les travaux utiles entrepris, toutes les sages mesures adoptées, dont le résultat a été d'amener la localité au degré de prospérité où elle est parvenue.

Voies publiques. — A mesure que la ville s'agrandissait, de nombreuses rues ont été ouvertes, et partout on a eu soin de leur donner une largeur suffisante, d'y installer l'éclairage au gaz, de les munir de trottoirs, d'y planter des arbres. Ces derniers surtout n'ont point été oubliés; avec la rue Lagrange d'un côté, les avenues de la Tourelle et Poirier, la chaussée de l'Étang de l'autre, reliant le cours de Vincennes à l'avenue Daumesnil, Saint-Mandé est, en effet, entouré d'une ceinture de grands arbres, qui sont un élément précieux de salubrité publique. Des règlements assurent la propreté des rues : en été, l'arrosement est pratiqué à l'aide de tonneaux traînés par un cheval ; les immondices sont enlevées de manière à ne laisser séjourner aucun de ces tas d'ordures aussi désagréables à la vue qu'à l'odorat ; les eaux de pluie ont un écoulement satisfaisant, et les boues, sur un terrain où le sable domine et qui sèche promptement, ne sauraient être un embarras ni donner lieu à des émanations nuisibles. Des urinoirs, attendus depuis si longtemps, viennent d'être installés : l'hygiène s'en trouvera certainement bien ; la décence ne s'en trouverait pas mal si, imitant nos voisins d'Outre-Manche, nous avions jugé à propos d'en faire de véritables *water-closets*.

Enfin, comme j'aurai à le faire remarquer plus d'une fois, il n'y a pas d'usines, partant pas de résidus liquides ni solides rejetés dehors, salissant le sol et infectant l'air.

Je m'étonnerai cependant que, par économie sans doute, le gaz soit éteint à une heure peu avancée de la nuit. De plus, rue de Lagrange, près du passage à niveau du chemin de fer, on laisse les maraîchers élever des tas de fumier énormes, d'où s'exhale une odeur fétide : ces amas de légumes verts en décomposition ne constituent sans doute pas un danger, mais ils sont très-gênants pour les voisins, et je suis bien sûr que le garde-barrière du chemin de fer de Vincennes, entre autres, ne se plaindrait pas, si on les faisait disparaître.

Egouts. — Le système d'égouts de Saint-Mandé est bien conçu : il est de création toute moderne et se compose de deux conduites couvertes qui se réunissent en haut de la rue du Lac, et vont aboutir au grand collecteur parisien près de la porte Montempoivre. La première a été construite en 1846 et a remplacé une sorte de puisard, ou cloaque, à ciel ouvert, mal entretenu, mal nettoyé, qui répandait dans le haut de la Grande-Rue des odeurs pestilentielles ; la seconde est plus récente encore ; elle n'est autre chose que le Rû de Montreuil, qui a été canalisé en 1864-1865, et qui jusque là, malgré les curages à fond dont il était l'objet, était une cause incessante de réclamations de la part des habitants de Saint-Mandé. La situation, sous ce rapport, est donc acceptable, et l'on ne voit plus aujourd'hui, au milieu de la ville et gagnant les fortifications, à travers les cultures maraîchères, le fossé bourbeux, plein d'une eau croupie, noirâtre, infecte, qui devait, il y a quelques années encore, suffire à l'écoulement des eaux ménagères de nos maisons et à l'évacuation des déjections de toute espèce de l'Hôpital militaire de Vincennes. Sur quelques points pourtant, rue de Lagrange et avenue de la Tourelle *, en face la gendarmerie, par exemple, on trouve des amas d'eaux ménagères, vidées sur la voie publique et qui, faute d'un écoulement suffisant, donnent lieu à des émanations des plus désagréables.

Eaux. — L'eau ne manque pas à Saint-Mandé ; nous recevons à la fois des eaux prises à la Seine et des eaux amenées de la Marne. Comme qualité les premières sont préférables, surtout quand elles sont prises en amont de Paris. Voici d'ailleurs, d'après l'analyse du docteur Bouchardat, quelle est la composition respective de ces deux espèces d'eau :

	Eau de Seine	Eau de Marne
Carbonate de chaux.....	0.0108	0.0105
Carbonate de magnésie..	0.0086	0.0009
Sulfate de chaux........	0.0325	0.0131
Sulfate de magnésie.....	0.0125	0.0121
Chlorure de sodium.....	0.0015	0.0017

* Je crois que l'entretien de l'avenue de la Tourelle est à la charge de la ville de Paris ; ce serait à l'administration préfectorale à faire disparaître cet inconvénient.

Ce sont, du reste, les eaux de la Marne qui alimentent le bois de Vincennes, remplissent les divers lacs et la rivière qu'on y a creusés. Me serait-il permis, à ce sujet, de regretter qu'il n'y ait pas, de distance en distance, sur les points que les promeneurs fréquentent le plus, quelques fontaines Wallace , par exemple, où les enfants trouveraient au besoin une eau plus pure, plus fraîche et plus saine que celle qu'ils vont puiser à la rivière et sur le bord des lacs, où elle est chaude et souvent boueuse? C'est une observation que j'ai entendu faire par M. Dufort, le restaurateur si connu de la Demi-Lune, qui l'a soumise, si je me souviens bien, au Conseil municipal alors qu'il en faisait partie, et que je soumets à mon tour à l'appréciation de M. Lepaute, l'habile conservateur du bois de Vincennes.

Cimetière. — Saint-Mandé est moins bien

partagé sous le rapport du Cimetière. C'est là, d'ailleurs, de nos jours, une des questions les plus délicates, les plus difficiles, les plus controversées. Les nécropoles constituent-elles en elle-mêmes un danger quand elles sont placées dans l'intérieur des villes ? Sont-elles, au contraire, d'une innocuité absolue et peut-on les conserver sans inconvénient? Ces deux opinions ont leurs partisans déclarés, mais en nombre inégal. Il ne faut sans doute pas accorder aux statistiques plus d'autorité qu'il ne convient ; et c'est surtout à coups de statistique que se combattent ceux qui réclament l'éloignement des cimetières, et ceux qui veulent les garder où ils sont, ou au moins les placer à portée des vivants. Je pense qu'il ne faut rien exagérer, et sans attribuer à la proximité des lieux d'inhumation une influence immédiate, toujours tangible et appréciable sur la santé publique, j'estime que la présence des Cimetières au milieu des maisons d'habitation est une chose que l'hygiène doit conseiller d'éviter.

Quelles que soient les précautions prises, quelles que soient les mesures adoptées pour réduire à leur minimum les inconvénients d'une telle situation, les Cimetières peuvent, à certains moments, donner lieu à des dégagements de gaz nuisibles et à des émanations plus ou moins dangereuses. — On devrait donc, lorsque faire se pourrait, les reporter hors des villes et les établir à une distance bien calculée des maisons habitées. Il est de règle, d'ailleurs, en pareille matière, de choisir de préférence un terrain élevé, sec, à l'abri de l'humidité, laquelle, en activant la décomposition des corps, augmente le dégagement des gaz ; de rechercher une exposition au Nord et de border les allées, en ligne régulière, d'arbres d'une essence élevée, dont le feuillage reste à une certaine distance du sol, tels que les pins, les cyprès ou les peupliers.

A Saint-Mandé, le Cimetière, situé au Nord-Ouest, se trouve bien à l'extrémité de la ville; mais il est au centre d'un quartier très-peuplé, sur les confins des communes voisines de Montreuil et de Vincennes, et il est loin d'être en rapport avec la population. Non-seulement il est dans de mauvaises conditions hygiéniques générales, mais encore ses dimensions sont insuffisantes; il sera promptement rempli et, le terrain, saturé de matières organiques, ne permettra bientôt plus une décomposition assez rapide des corps humains qui y sont déposés. Il y a là, sinon un danger, tout au moins un inconvénient sérieux, et l'Administration municipale doit, dès à présent, prévoir le moment où la question du Cimetière s'imposera d'elle-même à son attention.

Edifices publics. — Les édifices qui sont destinés, à un moment donné, à recevoir un plus ou moins grand nombre d'individus, relèvent de l'hygiène publique, qui doit indiquer les principales conditions qu'ils doivent remplir pour ne pas exercer sur la santé de leurs hôtes, passagers ou permanents, une mauvaise influence. Tels sont les Hôpitaux, les Casernes, les Théâtres, les Colléges, Pensions ou Ecoles, et enfin les Eglises.

A Saint-Mandé, il n'y a pas de Casernes, il n'y a pas de Théâtres ; restent donc les Hôpitaux, les Pensions ou Ecoles, l'Eglise, donc je vais rapidement examiner la situation et énumérer les avantages ou les inconvénients.

Hospices. Maisons de santé. — Nous n'avons qu'un seul établissement hospitalier *

* Par une bizarrerie topographique, l'Hôpital militaire de Vincennes fait partie de la commune de Saint-Mandé ; mais, comme il occupe à l'extrémité Est une parcelle de terrain

qui dépende de l'Assistance publique, c'est l'hospice Saint-Michel, fondé par M. Boulard, ancien tapissier de Napoléon Ier, qui légua une somme de 1,200,000 fr. pour la fondation d'une maison de retraite destinée à recevoir des vieillards septuagénaires. Les bâtiments de cet édifice monumental ont coûté près de 900,000 fr. et sont placés dans une excellente situation, entre l'avenue du Bel-Air, sur laquelle s'ouvre, au fond d'une cour plantée d'arbres et ornée de massifs de fleurs, la façade de la chapelle, et l'avenue de Vincennes dont ils sont séparés par un vaste jardin et par des terrains couverts de constructions peu importantes. Il semble que cet hospice n'ait pas, jusqu'ici, rendu tous les services qu'on pouvait en attendre; mais l'attention de l'Admi-

isolée entre le chemin de fer et le Bois, il se trouve en quelque sorte en dehors de notre localité et je m'abstiendrai d'en parler.

nistration a été appelée sur cet état de choses, et l'Assistance publique s'est décidée à profiter d'un nouveau legs qui lui a été fait pour transformer l'hospice Saint-Michel et faire préparer des projets pour la construction d'une aile qui permettra d'augmenter considérablement le nombre de lits. Grâce à l'activité et au zèle de M. Manière, le directeur actuel, l'hospice Saint-Michel est tenu d'une façon irréprochable, et toutes les règles de l'hygiène y sont scrupuleusement observées.

Dans le haut du pays, sur des terrains qui, autrefois, faisaient partie de la maison du Roi à Saint-Mandé, on trouve une première maison de santé, la villa de convalescence, dirigée par M. Brière de Boismont fils, et dont il suffit d'avoir vu, à travers la grille qui borde la Chaussée de l'Etang, le magnifique parc, pour en apprécier l'importance et la valeur au point de vue de l'hygiène.

Presqu'en face s'étend, sur une surface considérable, une autre maison de santé : c'est un asile pour les femmes aliénées, dirigé par un membre de la même famille, Mme Rivet, née Brière de Boismont ; la situation de cet asile, l'étendue des jardins au milieu desquels il se trouve, la compétence de l'habile directrice, donnent autant de garanties que là rien n'a été négligé, sous le rapport hygiénique, pour assurer aux pauvres malades que l'on y amène tout le bien-être compatible avec leur situation, et pour épargner aux riverains les inconvénients qui pourraient résulter du voisinage d'établissements de ce genre. Enfin, M. de Boismont, le célèbre aliéniste, forcé de transférer ailleurs l'asile qu'il dirigeait depuis si longtemps, au haut du faubourg Saint-Antoine, a pris le parti de s'installer sur une propriété voisine de celle de sa fille et qui lui appartient : déjà une vingtaine de malades y sont installés et le nom seul de M. de Boismont suffit pour assurer que là encore seront suivies toutes les prescriptions d'une hygiène bien entendue.

Institutions, Ecoles. — La position de Saint-Mandé aux portes de Paris devait y amener la création de nombreux établissements d'Instruction, Pensions de jeunes gens, Institutions de jeunes filles.

La règle principale, quand il s'agit de Maisons appelées à recevoir une population d'enfants plus ou moins nombreuse, c'est d'avoir, dans les diverses parties, une libre et abondante circulation de l'air ; de leur donner des cours, jardins ou préaux d'une étendue suffisante, d'y avoir des pièces faciles à ventiler et à chauffer, et surtout des dortoirs assez vastes pour que chaque lit ne soit pas trop rapproché du voisin et que le cube d'air réservé aux petits dormeurs atteigne un chiffre élevé.

Ces conditions essentielles sont, en général, remplies dans les Maisons d'éducation de Saint Mandé ; les terrains sont ici d'un prix abordable, l'espace ne manque pas et l'on n'est pas obligé de le mesurer avec parcimonie aux enfants. Qu'il s'agisse du couvent de la Sainte-Famille et des superbes ombrages que l'on aperçoit par dessus les grands murs, des Institutions de MM. Rauch et Degrond, des Pensions de mesdames Couard, Quihou ou Pelletier, qu'elles soient situées dans la Grande-Rue, sur la Chaussée de l'Étang, sur l'avenue du Bel-Air ou dans la rue Mongenot, toutes offrent des installations intérieures qui ne laissent rien à désirer. L'orphelinat de la rue Mongenot, dirigé par les sœurs de Saint-Vincent-de-Paul, se trouve également bien partagé sous ces divers rapports. Je ne dirai rien des Écoles communales, construites de 1863 à 1865, sous l'administration de M. Poirier ; peut-être pourrait-on leur reprocher d'être un peu écrasées par les bâtiments de la Mairie, mais la date même de leur création est une garantie qu'on y a réalisé les perfectionnements apportés, depuis quelques années, dans l'aménagement des groupes scolaires. Comme médecin et comme délégué communal, j'ai été à même, de constater la tenue, l'ordre et la propreté qui existent dans l'Ecole communale de Saint-Mandé, aussi bien chez les garçons que chez les jeunes filles.

Eglise. — L'Eglise actuelle n'est autre que l'ancienne chapelle abbatiale du prieuré ; mais que reste-t-il de l'édifice primitif qui déjà tombait en ruines au siècle dernier et qui avait dû être cédé en toute propriété au chanoine Thomas Durieux, à charge par lui de restaurer les bâtiments délabrés et dont, en 1710, on signalait de nouveau le très-mauvais état ? Bien peu de chose, assurément, si on considère qu'agrandie une première fois vers 1820, l'église, dont la commune était devenue propriétaire à beaux deniers comptant, payés à un sieur Lecomte, à la suite d'incidents et de négociations qu'il est superflu de rappeler ici, l'Eglise, dis-je, dut être agrandie et presque triplée en 1837. C'est donc par le fait un bâtiment tout moderne qui, il faut bien le dire, laisse à désirer sous tous les rapports. Sans aucune apparence architecturale, elle manque au premier principe, en pareille matière, qui veut qu'une Eglise soit en rapport avec la population dont elle est appelée à desservir les besoins religieux ; et aucune des prescriptions hygiéniques relatives à la ventilation, à la hauteur du plafond, aux courants d'air, aux dimensions des ouvertures, portes et fenêtres, à la température, etc., n'y est satisfaite.

Notre Eglise peut contenir 250 personnes environ : est-ce suffisant pour une ville de plus de 6,000 âmes? La réponse est faite d'avance. Les jours de fête, elle est inaccessible; les dimanches ordinaires, on y étouffe. De plus, elle est située à un endroit d'un accès difficile en tout temps, inabordable en hiver par les gelées et les temps de neige, dans la Grande-Rue, sur un point où cette rue est resserrée au sommet d'une pente rapide et à la suite d'un coude très-prononcé. Point de place devant le portail qui permette de stationner, d'entrer et de sortir, sans courir le danger de se faire écraser par les véhicules lourdement chargés qui circulent sur une voie qui est la route directe de Charenton.

Cet état de choses est mauvais à la fois pour la santé publique et pour la morale religieuse, et il faut espérer que, prochainement, Saint-Mandé sera doté d'une Église qui réponde à l'importance de la commune. Cependant, malgré le zèle du vénérable curé de Saint-Mandé, M. Morel, malgré le bon vouloir des autorités municipales, malgré les souscriptions et les pétitions, rien ne se fait : ce ne sont pas d'ailleurs les projets qui manquent, mais l'emplacement est difficile à déterminer, les plans sont trop grandioses, les devis sont trop élevés et, les lenteurs administratives aidant, on ne s'arrête à aucun d'eux. Je n'ai pas à entrer ici dans les détails de ces projets, ni des difficultés qu'ils soulèvent ; mais, appréciant les réclamations des habitants, j'ai bien le droit, comme médecin, de donner un avis, et de dire que plus d'une fluxion de poitrine est due aux conditions dans lesquelles se trouve l'Église, que bien des enfants et des vieillards doivent à ces mêmes conditions d'avoir contracté des maladies dangereuses ; j'ai le devoir de demander instamment, au nom de la sécurité des familles, la construction d'un édifice où l'on puisse accomplir ses devoirs religieux sans risquer sa santé.

III

SAINT-MANDÉ ET L'HYGIÈNE PRIVÉE

Je viens de parcourir rapidement le champ de l'hygiène publique en ne m'arrêtant que sur ce qui paraissait intéresser particulièrement Saint-Mandé. J'ai maintenant à examiner quelques questions d'hygiène privée qui, dans leur généralité, peuvent avoir dans cette ville une application plus ou moins directe. Ce n'est pas que je veuille faire ici un cours d'hygiène complet et traiter *ex professo* et dans tous ses détails une matière aussi vaste et aussi importante. Je compte, comme dans le chapitre précédent, me borner à un petit nombre de sujets : *Habitations, alimentation, vêtements, sommeil, exercices* qui jouent un rôle prépondérant dans notre existence : et je voudrais les étudier surtout au point de vue de la composition de notre population, dans laquelle certains éléments, les enfants et les vieillards par exemple, entrent pour une part proportionnelle beaucoup plus grande que son chiffre ne le comporterait ailleurs.

Considérée dans son ensemble, la population de Saint-Mandé n'a aucun caractère marqué : elle se compose de personnes venues de Paris et destinées le plus souvent à y retourner, toutes d'origine, d'habitude, de mœurs différentes ; outre les nomades, qui ne font chez nous qu'un séjour passager, outre les familles qui n'y résident que pendant la belle saison, elle comprend un nombre considérable d'employés, de fonctionnaires, de négociants, etc., que leurs occupations et le soin de leurs affaires appellent à passer leurs journées dans Paris; elle est donc soumise aux influences morbides les plus variées et les plus étrangères au sol sur lequel elle est établie, et les dispositions plus ou moins grandes des individus à subir ces influences ont, sur la santé générale, une action prédominante qui exclut l'idée des règles hygiéniques spécialement applicables à la localité.

Il n'y a pas d'industrie propre au pays; pas d'usines, pas de fabriques, partant pas d'agglomération ouvrière demandant des prescriptions particulières à une profession déterminée. Tout au plus pourrait-on signaler, comme professsion locale un peu répandue, celle des jardiniers. Entre les fortifications de Paris et les premières maisons de Saint-Mandé, dans la zône des servitudes militaires, une bande de terrain est cultivée en marais et dans les parties hautes de la ville, il y a d'immenses jardins qui demandent à être entretenus avec soin et occupent un certain personnel. Mais, là encore, il n'y a rien de spécial à indiquer; et nos jardiniers restent soumis, comme tous ceux qui ont à travailler la terre, à un petit nombre de règles générales qui se réduisent à leur prescrire d'éviter les transitions brusques du chaud au froid, de se prémunir, par l'emploi de la flanelle, contre les variations de la température, et, comme ils dépensent beaucoup de forces, de se donner une nourriture fortement azotée et par conséquent très-réparatrice.

Habitations. L'habitation a, dans les études relatives à l'hygiène privée, une importance de premier ordre. Que de maladies qui n'ont pas d'autre cause que l'insalubrité, le défaut d'aération, la malpropreté du logement occupé, et, dans le traitement des maladies, quelle n'est pas l'influence de l'état dans lequel on peut tenir la chambre du malade!

Dans les villes, dans les grands centres surtout, on n'est pas absolument maître du choix de l'emplacement destiné à recevoir une maison. Les convenances industrielles, le quartier, le centre commercial, le prix du terrain, sont autant de causes qui influent sur ce choix. C'est affaire, d'ailleurs, à l'architecte de s'inspirer des leçons de l'expérience et des données de la science, pour tirer le meilleur parti possible, au point de vue de l'hygiène, des ressources mises à sa disposition. Je rappellerai seulement en deux mots que les parties hautes des villes sont, en général, plus saines que les parties basses, que les quartiers où la population est moins dense sont préférables ; que la meilleure orientation est celle de *Est Ouest;* que les cours doivent être pavées et munies de moyens d'écoulement des eaux pluviales et ménagères; que les parties inférieures des maisons doivent être réservées aux servitudes et ne pas être occupées d'une manière permanente.

Les rez-de-chaussée, en effet, sont généralement humides ; si perméable que soit le sol, il conserve une certaine quantité d'eau qui est absorbée par les murs ; le soleil, surtout dans les maisons élevées, n'y arrive que difficilement ; les cours sont alors de véritables puits où l'air ne se renouvelle pas suffisamment. Les malheureux que leurs occupations condamnent à vivre dans ces bas-fonds y contractent souvent des maladies ; et, chez les concierges, par exemple, on trouve des ophthalmies, des chloroses, des anémies, des rhumatismes qui n'ont pas d'autre cause qu'un séjour trop prolongé dans une loge étroite, mal aérée et malsaine.

Sous le rapport des habitations, Saint-Mandé est remarquablement bien partagé. La ville, qui s'est agrandie presque tout d'un coup, n'a pas de ces vieilles masures, véritables réceptacles d'immondices, où ni l'air, ni le jour n'ont accès ; on n'y trouve pas de ces quartiers où rien n'a été ménagé pour la salubrité, où grouille une foule de femmes, d'enfants, entassés les uns sur les autres, à qui l'on mesure l'espace et le soleil ; tout au plus pourrait-on signaler comme laissant à désirer à cet égard un coin de la rue Plisson : j'ai nommé la cité Plisson. Du reste, une commission d'hygiène et de salubrité est instituée et veille avec soin à ce qu'aucune des précautions propres à ménager la santé des locataires ne soit négligée. En général, au contraire, les maisons occupent à Saint-Mandé, une surface très-suffisante et sont d'une hauteur très-modérée ; même dans les rues les plus peuplées, les logements ont une étendue convenable et offrent un cube d'air largement calculé ; enfin l'orientation que l'on trouve le plus souvent est bien celle du Levant et du Couchant.

Il est cependant regrettable que les rez-de-chaussée soient aussi fréquemment utilisés, comme habitations permanentes. Dans les hautes constructions de la Grande-Rue ou de la place du Bel-Air, ils ne servent pas seulement de boutiques ou de magasins, ils sont encore convertis en logements particuliers ; dans les villas des avenues nouvelles, ou dans les autres maisons bourgeoises, ils sont souvent occupés par des chambres à coucher. C'est là une pratique essentiellement mauvaise. Ces rez-de-chaussée n'ont pas, sans doute, tous les inconvénients qu'on reconnaît à ceux de certaines rues de Paris ; ni l'air, ni la lumière ne leur manquent, et cependant ils ont beau être visités par le soleil, être établis sur un fond de sable, ils restent humides et leurs murs sont salpêtrés ; presque toujours ils s'ouvrent sur un petit jardinet ou sur une cour transformée en parterre. L'arrosage des fleurs entretient dans le sol une humidité qui, par l'effet de la capillarité des maçonneries, gagne les appartements. Quand il y a nécessité, soit professionnelle, soit de toute autre nature, d'habiter un rez-de-chaussée, on ne saurait trop se garantir contre ce danger; le sol doit alors être recouvert d'une couche épaisse de sable, de mâchefer ou mieux de béton de ciment hydraulique; le pavé ne pouvant être que difficilement asséché et demandant à être lavé par mesure de propreté, le plancher doit être en bois; les murs seront revêtus, soit d'une boiserie légère sur laquelle le papier sera appliqué, soit plus économiquement d'une couche d'un enduit siccatif; enfin les lits seront soigneusement tenus à une certaine distance de la muraille.

Mais ce ne sont encore là que des palliatifs, et mieux vaut, à tous égards, avoir quelques marches à monter pour gagner sa chambre à coucher et s'installer aux étages supérieurs.

Une prescription hygiénique sur laquelle on ne saurait trop insister et qui, à Saint-Mandé, à cause du voisinage de la forêt et de la proximité des lacs, doit être encore moins négligée qu'ailleurs, est celle de tenir les fenêtres fermées pendant la nuit; l'air de la nuit nous arrive chargé de l'acide carbonique que les arbres dégagent, et il s'élève au-dessus des lacs et des rivières aux eaux dormantes, à la suite des chaudes journées d'été, de légers brouillards auxquels il faut soigneusement barrer l'entrée de nos appartements.

J'ajouterai que, malgré la tentation que nous donnent les nombreux jardins au milieu desquels nous vivons, malgré l'attrait des fleurs et la facilité que nous avons d'en avoir, il faut résister au désir de garder près de soi, la nuit, le bouquet cueilli dans la journée ou offert par une main amie; il ne faut pas oublier d'écarter le vase où fleurit la plante préférée : les plantes dégagent de l'acide carbonique et vicient l'air respirable confiné dans une chambre close ; sous l'influence des odeurs pénétrantes de certaines espèces, on peut éprouver des maux de tête, des vertiges, des éblouissements ; j'ai vu des spasmes nerveux, des syncopes même qui n'avaient pas d'autre cause.

Alimentation. — La population de Saint-Mandé est relativement aisée ; elle peut donc se procurer une alimentation suffisante à la fois comme qualité et comme quantité, et il n'y a sous ce rapport aucune indication spéciale à donner; elle reste soumise aux lois hygiéniques qui régissent la matière. La ville, par sa proximité du grand centre parisien et par sa position au milieu de cultures maraîchères variées, offre d'ailleurs toute espèce de ressources alimentaires. On y compte six boucheries, à peu de chose près également bien tenues et où l'on débite de la viande de premier choix ; les petites bourses trouvent deux fois par semaine, au marché, qui se tient sur le cours de Vincennes, à des prix peu élevés, de la viande qui, si elle n'a pas toute l'apparence et toute la qualité de celle des boucheries urbaines, si elle n'est, en réalité, que médiocrement économique, n'en constitue pas moins une nourriture encore très-satisfaisante. Me sera-t-il permis, à ce propos, de dire que, malgré sa réputation d'être un aliment léger, facile à digérer, le veau ne mérite pas la faveur dont il est l'objet de la part de certains estomacs ? C'est, au contraire, à mon avis, une viande peu nutritive, s'assimilant mal, et, sur dix des indigestions que j'ai pu avoir à soigner, six, au moins, provenaient de cet aliment. Ce n'est pas que je prétende proscrire le veau et le chasser de nos cuisines et de nos tables; mais, on ne doit pas en abuser et le servir trop souvent comme on le fait dans quelques maisons.

Les boulangeries sont en nombre très-suffisant, et le pain qu'on y fabrique n'a rien à envier, comme goût et comme qualité des farines employées, à celui si justement renommé qu'on fabrique à Paris.

L'alimentation des nouveaux-nés doit être l'objet de soins particuliers et mérite que je m'y arrête un instant. Les enfants de cette catégorie sont nombreux à Saint-Mandé, où bien des familles ne viennent que pour y trouver, au moment de l'accouchement et dans les premiers temps de l'existence des bébés, des facilités que Paris ne leur offrirait pas. Rien ne vaut pour ces petits êtres le sein de leur mère, ou à défaut, le sein d'une nourrice. La mère peut-elle nourrir son enfant, ou bien sa santé le lui interdit-elle ? C'est au médecin à en décider, et il faut se garder de prendre à ce sujet une décision *à priori* que l'on pourrait regretter plus tard. Faut-il prendre une nourrice? l'intervention du médecin est encore nécessaire : c'est à lui à examiner la qualité du lait et l'état général de la nourrice qui se présente, points capitaux desquels dépend souvent, sinon la vie, au moins la santé de l'enfant. Quand une femme, qui n'a pas de motifs sérieux pour ne pas nourrir son enfant, renonce aux douces joies de l'allaitement par *coquetterie*, comme je l'ai quelquefois entendu dire, je ne crains pas d'avancer que cette femme n'est pas digne d'être mère. Que ce soit la mère ou une nourrice qui élève le nouveau venu, il est bon de lui donner souvent le sein; il ne faut pas craindre de l'en approcher fréquemment; pour ma part, je ne suis pas d'avis, comme beaucoup de médecins et comme presque tous les auteurs, que l'on rationne les enfants et que l'on cherche à leur donner certaines habitudes régulières pour leurs repas. Cela est plus commode sans doute pour la personne qui allaite et l'on peut ainsi ménager ses forces, ou lui assurer une meilleure part de repos pendant la nuit, mais, en définitive, c'est au détriment du bien-être des nourrissons. Dans ma pratique, je permets, je recommande même de leur donner le sein toutes les fois qu'ils peuvent le désirer, ne fût-ce que pour apaiser leurs cris et calmer leurs petites colères. J'ai le bonheur de posséder trois charmants enfants, élevés dans ces principes, et leur mine est là pour prouver que l'allaitement que j'appellerai « *au caprice de l'enfant* », est loin d'être nuisible.

Pas plus à Saint-Mandé qu'à Paris, je ne conseillerai l'allaitement artificiel. Quelles que soient les facilités offertes par les vacheries du pays, quelle que soit la pureté de l'air ambiant, je proscris d'une manière absolue le biberon ou le petit pot. Ce mode d'alimentation peut, sans doute, donner quelquefois à la campagne, sur des êtres vigoureusement constitués, des résultats favorables : employé pour des enfants placés en nourrice au milieu du bois de Vincennes, dans des conditions exceptionnelles d'isolement et de salubrité, il a pu être suivi de quelques succès ; mais le plus souvent, il conduit à la phthisie, à la scrofule, au rachitisme et, si favorable que puisse être notre milieu, je ne saurai admettre ce que l'on appelle les « *nourrices sèches* ».

Il peut y avoir des cas d'absolue nécessité où il faut recourir à cet expédient, si mauvais qu'il puisse être; et je dois constater que Saint-Mandé peut alors offrir certains avantages. Ainsi, l'on y trouve facilement du lait de toute espèce, lait de vache, de chèvre ou d'ânesse. Il y a plusieurs vacheries, fournies d'animaux de choix, où l'on peut avoir, à toute heure, du lait de bonne qualité. A plusieurs reprises, j'ai fait analyser les produits qu'on y vend et jamais je n'y ai rencontré de substances nuisibles; un peu d'eau, il est vrai, égarée, disent les nourrisseurs, dans les récipients, voilà tout; mais, en somme, l'eau n'est pas dangereuse pour la santé et, pourvu qu'il n'y en ait pas trop, il n'y a pas à s'en inquiéter.

Le lait fournit à lui seul un aliment complet qui suffit longtemps à l'enfant. Vers le quatrième ou cinquième mois, on peut commencer à lui donner autre chose. Le docteur Bouchut, dans son *Traité de l'hygiène de la première enfance*, admet qu'on peut sans inconvénient le laisser exclusivement au sein de la mère jusqu'au sixième et même au huitième mois. Lorsqu'on commence à alimenter autrement l'enfant, on doit lui donner des potages au lait, au bouillon gras étendu d'eau, au beurre; je ne suis pas d'avis qu'on donne de la viande jusqu'au moment du sevrage qui doit, en général, sauf contre-indication que le médecin seul pourra apprécier, avoir lieu vers le douzième mois. Je ne quitterai pas le chapitre de l'alimentation sans parler du phosphate de chaux. Ce sel, qui est un aliment du règne minéral, fait partie de presque tous les tissus du corps humain; il entre pour une forte proportion dans les os. Il me rend tous les jours de grands services dans les cas d'appauvrissement du sang et surtout pour les enfants lymphatiques ou scrofuleux. Dans la phthisie pulmonaire, je l'ai employé et je l'emploie encore tous les jours sous la forme de ses diverses préparations pharmaceutiques. La solution Bourguignon, au chlorhydro-phosphate de chaux, est une de celles qui m'ont donné les meilleurs résultats. C'est un succédané précieux de l'huile de foie de morue, et elle a sur cette dernière le double avantage d'être mieux supportée et beaucoup moins désagréable à prendre.

Vêtements. — Les vêtements doivent être chauds et épais pour l'hiver, légers et frais pour l'été; on doit éviter de se découvrir avant que la chaleur ne soit bien établie, et par contre, on ne doit pas se hâter de prendre les habits de l'hiver; tout le monde sait cela, l'expérience n'a pas attendu les leçons de l'hygiène pour établir un usage qui est devenu général dans nos climats tempérés. En toute saison, du reste, ils doivent soustraire à l'action directe de l'air les parties du corps qui renferment les organes les plus délicats, poumons, bronches, en un mot tout l'appareil respiratoire.

Cette précaution, utile dans la partie de la France que nous habitons, où les variations de température sont brusques et les transitions du chaud au froid et, réciproquement, difficiles à ménager, est d'autant plus indispensable à Saint-Mandé, que les promenades du soir y sont plus agréables et plus recherchées. — Autour des lacs, dans quelques allées étroites, sinueuses et ombragées, le long des pelouses abondamment arrosées, on éprouve une sensation de fraîcheur délicieuse, dont on doit se défier : l'air y est saturé d'humidité et, si l'on n'a pas soin de se garantir du contact direct de cette atmosphère, toute imprégnée des senteurs et des émanations du bois, on a bien des chances de revenir avec un rhume ou une bronchite. Si, tous, nous devons avoir soin de ne pas nous découvrir mal à propos, cela est de première nécessité pour les enfants dont le vêtement doit être l'objet de recommandations particulières.

Pour eux, dans les premiers temps de leur existence, je suis partisan du maillot fixé autour du corps, de manière à maintenir les membres, sans gêner la respiration. Les bras doivent toujours rester libres. Le système qui consiste à élever les enfants sans aucun vêtement qui les serre et les entoure, système appelé « *Education à l'anglaise* » a des avantages, mais il offre aussi de sérieux inconvénients. Il réussit très-bien pour des enfants vigoureux, mais avec des êtres chétifs et débiles, qui peut dire pour quelle part il entre dans la mortalité du premier âge, pour quelle part il entre encore dans les déformations des membres inférieurs! Je ne repousse pas ce système d'une manière absolue, mais je crois qu'il faut y regarder de près avant de l'adopter, et veiller surtout soigneusement sur les mouvements des nouveaux-nés auxquels on l'applique.

Quand, au bout de quelques mois, on débarrasse les enfants de leur maillot, il faut avoir soin de leur donner, pour la nuit, un vêtement qui les couvre en entier, une robe longue qui dépasse notablement les pieds. L'enfant s'agite dans son berceau, repousse les couvertures, rejette les draps et reste découvert; si sa robe ne l'enveloppe pas complétement, il est exposé à des refroidissements pendant son sommeil, et, comme conséquence, à des pneumonies trop souvent mortelles. Bien des fois, j'ai vu des enfants ainsi atteints, et qui ne devaient qu'à l'insuffisance de leur chemise de nuit une maladie contractée sans cause apparente.

Propreté. — La propreté du corps humain est pour la santé des individus une condition essentielle. La peau secrète un liquide qui s'évapore et se trouve en partie absorbé par le linge que nous portons, mais qui dépose aussi un résidu. Ce résidu s'agglutine avec des poussières, des débris de vêtements, des corpuscules étrangers de toute sorte et finit par constituer une espèce d'enduit qui, bouchant les pores, gêne les fonctions si importantes de la peau, diminue l'exhalation cutanée et amoindrit la sensibilité tactile. Il est donc très-important de se tenir le corps dans un état de propreté constant, de le débarrasser de la couche solide qui tend à s'y former et des diverses souillures qui s'arrêtent à sa surface. Pour atteindre ce résultat, le meilleur, le seul moyen, du reste, c'est avec les ablutions quotidiennes pour les parties exposées à l'air, l'emploi de bains ordinaires froids ou chauds.

Les bains ont sur nos divers organes, selon leur durée, leur température, selon aussi les matières qu'on y ajoute, une action dont la médecine fait son profit; mais je ne les considère ici que comme agents de propreté et laisse de côté leurs propriétés thérapeutiques.

Dans nos climats tempérés, l'usage des bains froids n'est possible que dans la saison d'été, et l'on doit tout le reste de l'année recourir à ceux dont l'eau a été portée de 30, 35 ou 40 degrés.

Dans la première enfance, les ablutions sont indispensables. L'eau employée doit-elle être froide, comme le recommandent certains médecins ? Ce n'est pas mon avis; j'ai toujours peur des refroidissements et je préfère l'eau légèrement tiède; de même pour les bains, qui sont très-utiles pour les jeunes enfants et doivent être fréquemment renouvelés. Je conseille la méthode qui consiste à plonger les petits êtres pendant cinq à dix minutes environ dans une eau chauffée de 25 à 30°, par exemple; il est bon d'essuyer l'enfant, quand on le retire du bain, dans des linges chauds, et de le recoucher ensuite pendant quelques instants.

S'il est toujours possible de baigner les enfants chez soi, il n'en est pas de même des grandes personnes. Outre le prix plus élevé du bain à domicile, il peut en résulter dans l'intérieur des logements une humidité persistante qui a ses inconvénients.

L'institution de bains publics est d'une grande utilité pour l'hygiène, et l'on ne saurait trop encourager la création d'établissements de ce genre.

Il n'y en a qu'un à Saint-Mandé. Il est vrai qu'il comporte toutes les installations voulues, le service est bien fait et les baignoires sont toujours d'une propreté irréprochable; je désirerais seulement y voir des bains de vapeur et des appareils destinés à faire de l'hydrothérapie; mais le nombre des baignoires qu'il met à la disposition du public est-il suffisant pour une population de 6,000 âmes? Je ne le pense pas; et, malgré le voisinage de Paris, je crains que bon nombre de nos concitoyens, au détriment de leur bien-être, ne fassent pas un usage suffisant de bains complets. Quant aux bains froids, la Marne est à dix minutes de Saint-

Mandé, et il est facile de s'y rendre par le chemin de fer de Vincennes.

Exercice. — L'exercice, sous sa forme la plus habituelle, la promenade, est, pour la santé, chose pour ainsi dire indispensable. Il accélère le mouvement général circulatoire, le régularise, détermine un accroissement du système musculaire, entretient l'appétit et favorise la digestion; mais, pour produire ces effets salutaires, il doit être modéré, ne pas être continu et surtout ne pas être poussé jusqu'à la fatigue. Il est utile aux personnes que des occupations sédentaires retiennent pendant de longues heures dans des appartements clos, bureaux, magasins ou ateliers; il est surtout utile aux vieillards chez qui il amène une combustion plus abondante du carbone dans le sang et entretient la température générale à un degré plus élevé.

Saint-Mandé offre, sous ce rapport, des

facilités exceptionnelles; on peut dire que tout y invite à la promenade. Où trouver, à sa porte, un ensemble d'avenues, d'allées, de pelouses plus commodes, plus faites pour engager les jambes paresseuses à se mettre en mouvement?

Pour les nouveaux-nés, l'exercice ne comprend guère, que l'exposition à l'air extérieur; mais, sous cette forme, il est de la plus haute importance. L'enfant ne doit pas, cependant, être porté au dehors dès ses premiers jours; ce n'est guère, selon le docteur Bouchut, qu'au dixième jour qu'il est prudent de le faire sortir et encore en été; à ce point de vue, il faut bien reconnaître que la nécessité de présenter l'enfant à la Mairie, dans les trois jours de sa naissance, pour déclaration de l'état civil, et à l'église pour le baptême, constitue un danger sérieux. Déjà, dans bien des villes, la pratique s'est introduite de faire constater les naissances à domicile, et la question de baptême immédiat, est affaire de conscience que, souvent, le clergé traite avec beaucoup de tolérance. A Saint-Mandé, je suis personnellement chargé du soin de constater les naissances à domicile, et je suis bien convaincu que cette sage mesure a évité bien des accidents et conservé plus d'une jeune et frêle existence.

S'il n'est pas bon de sortir les jeunes enfants trop tôt après leur naissance, il est, en échange, indispensable que, toutes les fois que le temps le permet, on les tienne hors de la maison pendant une partie de la journée. Rien ne vaut pour eux le grand air, et on ne saurait trop leur en donner.

Il y a, cependant, une limite naturelle; et il faut s'interdire de les garder trop tard le soir dans les allées du bois; en aucun cas et sous aucun prétexte, on ne doit les conduire aux environs des lacs après le coucher du soleil.

Au nombre des exercices favorables à la santé, on peut citer les différents jeux d'adresses tels que le billard, les quilles et les boules, par exemple, qui, sans demander une grande dépense de forces, mettent en mouvement les muscles des bras et des jambes. J'oublierai d'autant moins le jeu de boules qu'à Saint-Mandé, une Société nombreuse, composée des éléments les plus honorables, s'est constituée pour se livrer à cette distraction, et qu'on peut voir tous les jours, dans le bois de Vincennes, près de la Chaussée de l'Etang, sur un emplacement préparé *ad hoc*, ses membres se disputer avec ardeur des parties où l'amour-propre des pointeurs et des tireurs est bien plus engagé que l'intérêt n'est excité par un enjeu des plus modiques.

Je ne ferai pas le même honneur à la pêche

à la ligne, bien qu'à Saint-Mandé on puisse aisément se donner ce plaisir, soit qu'on aille jusqu'à la Marne qui, presque de tous côtés, se trouve à une petite distance, soit que, moyennant une faible redevance de 10 francs par an, je crois, on s'arrête aux grands lacs du bois. Le pêcheur debout, dans une station prolongée, se fatigue sans profit pour ses muscles; il reste de longues heures les pieds fixés dans de l'herbe le plus souvent mouillée; il se tient, le long des rivières ou sur le bord des étangs, où l'air est saturé d'humidité, toutes choses que, selon moi, ne compensent pas l'émotion de voir le flotteur s'enfoncer sous l'eau, et le plaisir de décrocher de loin en loin un chétif goujon.

Sommeil. — Le sommeil est en relation étroite avec l'exercice dont il est souvent l'heureuse conséquence.

Dans la première enfance, le sommeil tient

une grande place dans la vie. Les forces vitales n'ont pas encore atteint toute leur énergie ; les tissus croissent et le développement de l'individu rend impérieux le besoin du sommeil. Pour les enfants au berceau, le temps consacré au sommeil dépasse la moitié des 24 heures de la journée ; à mesure que l'être avance en âge, cette durée diminue, et successivement réduite, elle arrive de 12, 11, 10 heures d'abord, à n'être plus que de 8 à 9 heures en tout. Dans les Lycées, Colléges et Pensions, les élèves se couchent vers 8 heures et se lèvent entre 5 et 6, ayant ainsi une somme très-suffisante de 8 à 9 heures de sommeil.

L'adulte, l'homme fait ne peuvent guère descendre, d'une manière permanente, au-dessous de ce chiffre, sans que l'état physique en soit gravement affecté.

Chez les vieillards, au contraire, l'économie fait moins de pertes, la nutrition est moins active, le besoin de réparation moins grand ; aussi, la durée du sommeil peut-elle, sans inconvénient, descendre avec certains tempéraments de 4 ou 5 heures.

Les femmes ont un besoin de sommeil presqu'aussi grand que les enfants : leur tempérament, leurs habitudes, le genre de leurs occupations, leur font une loi de consacrer au repos du lit une part assez forte de la journée et peut-être faut-il attribuer à l'oubli, souvent volontaire, de cette prescription hygiénique, plus d'un de ces états maladifs des femmes contre lesquels les moyens d'action de la thérapeutique restent impuissants.

On comprend qu'il soit souvent difficile, à Paris, d'obéir aux exigences de l'hygiène quant à la durée du sommeil ; n'y a-t-il pas là les plaisirs de toute espèce, les excitations de tout genre ; les cercles, les théâtres, les relations de société? On y vit plongé dans un tourbillon qui entraîne malgré soi. Chez nous, il en est autrement, et ces diverses causes n'agissent qu'à de si rares intervalles, qu'elles n'existent pour ainsi dire pas. Excepté le dimanche, nos rues sont désertes de bonne heure : aucun bruit, aucun mouvement; partout le calme de la nuit que trouble à peine, pour les riverains du bois, le chant du rossignol. Il semble qu'on soit dans une ville de province, loin, bien loin de Paris. Rien ne saurait donc nous empêcher d'accorder au sommeil la part qui lui revient dans notre existence et, là encore, Saint-Mandé présente un avantage qui a pour l'hygiéniste une valeur sérieuse.

IV

SAINT-MANDÉ ET LES PRINCIPALES MALADIES

Si, n'allant pas plus loin dans l'examen de l'hygiène privée, je passe à présent aux principales maladies que le médecin peut être appelé à traiter à Saint-Mandé, et si je recherche quelle influence le milieu exerce sur les affections qui s'y rencontrent le plus souvent, tout d'abord, je suis frappé de cette triple observation : 1° Que le sol semble réfractaire aux épidémies ou endémies ; 2° Que les cas qui se présentent offrent une très-grande variété ; 3° Que le séjour de la localité agit, d'une manière favorable, sur la marche, les progrès et la terminaison des maladies.

En 1832, le choléra arrive à Paris et il épouvante la population parmi laquelle il fait de nombreuses victimes : Saint-Mandé, qui était alors, il est vrai, peu peuplé et comptait, sur une surface à peu près double de celle actuelle, moins de 2,000 habitants, est épargné ; le fléau passe à côté et ne l'atteint pas. En 1849, en 1854, en 1864, nouvelle invasion de la terrible épidémie, et le même fait se reproduit : le choléra ravage Paris et, s'arrêtant à l'Est, il respecte notre population, bien qu'alors elle soit déjà augmentée dans une forte proportion.

En 1870-1871, années néfastes entre toutes, c'est la variole noire, hémorrhagique, qui parcourt le pays d'un bout à l'autre, joignant les ravages d'une épidémie meurtrière aux désastres d'une guerre qu'elle avait précédée et à laquelle elle survit. Nous n'échappons pas complétement, cette fois, au terrible mal ; il y a quelques cas à Saint-Mandé, mais, en somme, ils sont peu nombreux et sont relativement peu graves : encore, peut-on admettre qu'ils avaient été contractés pendant les heures passées à Paris et importés directement du foyer d'infection.

Les fièvres intermittentes sont rares, ou pour mieux dire, il ne s'en contracte pas ici, et les individus qui nous viennent atteints de cette affection, guérissent plus ou moins rapidement. Je trouve dans ce fait une preuve de l'innocuité absolue des lacs du bois de Vincennes. On pouvait craindre que la présence, au bas de la chaussée de l'Etang et sur le plateau Daumesnil, d'une masse d'eau aussi considérable que celle fournie par les deux lacs qui s'y trouvent tous deux à très-peu de distance des habitations, ne donnât lieu, l'été surtout, à des effluves marécageuses et n'eût sur la santé des riverains une mauvaise influence. En bonne hygiène, il est, avec raison, recommandé d'éviter un pareil voisinage et prescrit d'éloigner autant que possible les centres de population, des pièces d'eau, lacs ou étangs. Mais ici, il est juste de reconnaître que toutes les précautions voulues ont été prises, pour que les lacs, destinés à l'embellissement du bois de Vincennes, ne devinssent pas un danger pour les localités appelées à en profiter les premières.

Ainsi, les bords en ont été soigneusement définis et limités; les dénivellations d'eau sont réduites à leur minimum. Ainsi encore, sous la direction intelligente du conservateur du bois, M. Lepaute, on a soin de tenir le fond dans un état constant de propreté et de le débarrasser des herbes, des vases et des détritus organiques qui pourraient s'y accumuler. Dans ces conditions, les lacs ne doivent donner aucune inquiétude, et je répéterai qu'à Saint-Mandé et notamment dans les maisons qui bordent la Chaussée de l'Étang, les plus rapprochées et les plus directement soumises aux émanations de l'un d'eux, je n'ai pas eu à constater un seul cas de fièvre paludéenne.

Les fièvres typhoïdes sont peut-être un peu fréquentes, sans pourtant que le nombre dépasse la proportion ordinaire. En général, elles ont une heureuse terminaison et, quand on songe à la gravité de cette maladie à Paris, où elle prend si souvent un caractère épidémique, quand on a présent à l'esprit ce fait que notre population est en relations quotidiennes avec nos voisins; qu'elle est mixte, en quelque sorte, qu'elle passe une partie des jours au centre de toutes les infections morbides, qu'elle reçoit toute espèce d'impressions dans des milieux hygiéniques laissant à désirer, on peut s'étonner que les affections typhoïdes ne se manifestent pas plus souvent et qu'elles n'offrent pas un caractère de gravité plus prononcé. Les autres affections intestinales et, en particulier, la dyssenterie, sont ordinairement bénignes, et je n'ai jamais vu cette dernière sévir à l'état d'épidémie.

Il en est de même des fièvres éruptives de tout genre, rougèoles, scarlatines, varioles, etc., qui, en général, marchent rapidement à une guérison à peu près certaine, et je suis à me demander si jamais j'ai perdu un seul malade atteint de fièvre éruptive. C'est ainsi que des nombreux érysipèles que j'ai eu l'occasion de traiter, je n'ai vu succomber qu'un seul malade, alors que cette affection est souvent mortelle à Paris, encore le malade venait-il d'être opéré d'un volumineux polype des fosses nasales, et se trouvait-il, à la suite d'une hémorragie abondante, dans de mauvaises conditions.

Le croup, cette terrible maladie, si redoutée des mères et si redoutable, en effet, est rare à

Saint-Mandé. Le pseudo-croup et différentes espèces de laryngites sont assez fréquents et ne sont souvent dus qu'à l'imprévoyance des mères qui font sortir leurs enfants le soir ou les laissent jouer au jardin. Ces affections, qui n'ont heureusement du croup que quelques symptômes extérieurs, n'en effrayent pas moins les personnes qui les entourent : que de fois n'ai-je pas été appelé, la nuit, par des parents qu'épouvantait la voix croupale ! Je conseillerai, à ce sujet, d'avoir toujours chez soi quelques paquets de poudre d'Ipeca et de faire vomir immédiatement l'enfant, en attendant l'arrivée du médecin. Un vomitif ne tue jamais un enfant et il peut le sauver. Quant à la méningite, non moins redoutable que le croup, pour ne pas dire plus, on l'observe à Saint-Mandé, comme partout ailleurs, mais elle est complétement indépendante du milieu dans lequel vit l'enfant, qui en a le plus souvent le germe dès sa naissance. Et, chose à noter, jamais je n'ai observé, à Saint-Mandé, de méningite épidémique. Les opérations chirurgicales présentent, à Saint-Mandé, un chiffre élevé, parce que, bien des personnes, avant de demander à l'habileté du chirurgien la guérison de leurs souffrances, viennent chez nous chercher des conditions de tranquillité, de repos moral et physique, d'espace et de bien-être qu'ils ne sauraient trouver au même degré à Paris. Ces opérations, précisément parce que le malade se trouve ainsi placé dans de meilleures conditions hygiéniques, réussissent d'une façon remarquable. J'ai été appelé, dans ma clientèle, à voir faire bon nombre d'opérations par des célébrités chirurgicales de Paris, et presque toutes ont été couronnées de succès !

Comme les opérations et pour les mêmes motifs, les accouchements dépassent, à Saint-

Mandé, le nombre auquel donnerait lieu la population normale ; bien des femmes ne viennent habiter ici que pour le temps de leurs couches et de la première enfance des nouveaux-nés. Je ne puis attribuer qu'à l'excellence des conditions hygiéniques, les remarquables résultats que j'ai pu obtenir dans cette partie de ma pratique médicale. Les femmes accouchent heureusement et sont promptement rétablies ; peu ou point de ces maladies, dites suites de couche, qui compromettent l'existence ou tout au moins la santé des jeunes mères. Depuis que j'exerce la médecine, je ne me souviens d'avoir perdu qu'une seule femme d'une péritonite, et je dois ajouter que cette malheureuse était phthisique au dernier degré.

Les maladies, je l'ai déjà dit, présentent dans notre ville une grande variété et reproduisent à peu près toute la série de celles que les médecins de Paris peuvent trouver dans leur clientèle. Cela tient à ce que presque toutes sont importées du dehors et nous viennent de tous les quartiers de la grande ville. Quelques-unes, cependant, peuvent être regardées, jusqu'à un certain point, comme spéciales au terrain. Ce sont particulièrement les affections des voies respiratoires, telles que pneumonies, bronchites, rhumes, coryzas, etc., toutes proches parentes et qui sont dues à une seule et même cause : les refroidissements. On est pressé par l'heure du chemin de fer, on court, on est en sueur, et dans les wagons, toutes les glaces baissées vous mettent au milieu de courants d'air que la marche des trains rend encore plus vifs ; ou bien, vous êtes saisis dans les gares, en arrivant, par un coup de vent qui vous glace. On est délicat, on a les organes de la respiration sensibles et on ne craint pas d'aller, le soir, dans les allées du bois, de rôder autour des lacs et d'y rester tard. On trouve de la fraîcheur, sans doute, mais on en revient avec les bronches enflammées, la voix enrouée; on tousse et on se met au lit.

L'air, d'ailleurs, est très-vif; rien n'arrête les vents froids de l'Est qui nous arrivent dépouillés de poussière et tamisés, en quelque sorte, par les arbres du bois, mais, aussi, chargés d'acide carbonique enlevé à la forêt : nos larges avenues, nos rues principales sont orientées Est-Ouest et sont balayées par les vents régnants; pas de rues étroites, pas de hautes files de maisons brisant les courants atmosphériques. Il en résulte un certain abaissement de température et il arrive que l'on peut constater 1/2 degré ou même 1 degré de différence entre les hauteurs thermométriques mesurées à Paris et de ce côté-ci des fortifications. Les phthisiques s'accommodent assez mal de cet état de choses et, sans rien exagérer, on peut dire que le séjour de Saint-Mandé n'est pas à rechercher par les personnes qui, atteintes de maladies de poitrine, y seraient exposées à voir leur état s'aggraver dans une mesure difficile, du reste, à apprécier.

CONCLUSION ET RÉSUMÉ

La réputation de salubrité de Saint-Mandé n'est pas une découverte des temps modernes; de tout temps, Vincennes et les environs ont été renommés pour la pureté de l'air qu'on y respirait, et les témoignages authentiques abondent à ce sujet, sans remonter plus haut que le roi Louis IX, on sait que ce prince avait une prédilection marquée pour le bois de Vincennes. Le sire de Joinville raconte que le roi aimait à s'asseoir au pied d'un chêne de la forêt et que là il écoutait tous ceux qui s'adressaient à sa justice. Le chêne de Saint-Louis est resté légendaire.

Charles V, à qui l'histoire a donné et conservé le surnom de Sage, aimait également cette résidence et c'est lui qui entreprit d'y bâtir un château. « Je dois. » répétait-il souvent, « mon existence au bon air que je respire « dans mon bois de Vincennes. »

Ambroise Paré prétendait que l'on étouffait au Louvre et conseillait à Charles IX, d'aller demander à l'air de *vie saine*, le moyen de prolonger une existence qui était déjà menacée et ne devait pas tarder à s'éteindre.

Au XVIIe siècle, c'est ce côté de la campagne de Paris que préfèrent les riches bourgeois et, à Saint-Mandé, en particulier, on retrouve la trace de deux échevins qui y avaient des villas de plaisance. Le roi Louis XIV avait, d'ailleurs, hérité du goût de ses prédécesseurs pour le bois de Vincennes, et les ordonnances rendues par lui au sujet des agrandissements de ce bois, ne manquèrent pas de faire ressortir la salubrité des lieux et les ressources qu'ils pouvaient offrir pour la santé et les plaisirs du Roi. Il fallait bien que l'idée des avantages de la résidence de Vincennes, à cet égard, fût bien présente à l'esprit du vieux monarque pour que, dans son testament, il ordonnât qu'on y conduisît et qu'on y élevât son successeur, le frêle enfant, qui devait être Louis XV.

Un auteur, qui écrivait au dernier siècle l'*Histoire des environs de Paris*, Poncet de la Grave, dit quelque part que Vincennes et ses alentours sont « *le lieu le plus beau, le plus sain, où l'on respire l'air le plus pur du royaume, et qu'il n'est pas rare d'y voir des centenaires.* »

La réputation du pays est donc bien établie ; elle était méritée et justifiée bien que rien ne fût fait pour la conserver, que les chemins fussent dans un état pitoyable, que l'eau y fût rare et que, dans la dépression où l'on a creusé le lac de Saint-Mandé d'aujourd'hui, il y eût alors un véritable marécage séparé du hameau par la clôture en ruines du bois et par une chaussée si mal entretenue, que La Bruyère appelait le tout le *bourbier* de Vincennes.

De nos jours, il ressort des chapitres qui précèdent que cette réputation n'a rien perdu de sa raison d'être.

Les lieux n'ont plus le même aspect, c'est vrai ; là où il y avait des cloaques et des routes embourbées, à peine tracées, on voit à cette heure de larges avenues, de magnifiques allées, macadamisées, arrosées, entretenues ; à la place du bois renfermé de murs réservés aux plaisirs du roi, où, d'après les ordonnances du duc d'Orléans, capitaine des chasses, il était défendu de pénétrer et de cueillir la moindre branche, il y a un parc ouvert à tout le monde, où affluent, le dimanche, par milliers, des promeneurs de toute condition ; à la place d'un hameau et de quelques rares maisons de campagne, il y a une ville bien bâtie, bien percée, dotée de toutes les institutions nécessaires à la vie publique. Tout a changé : il ne reste du passé que les qualités hygiéniques du sol, qui, à travers les siècles, sont demeurées les mêmes, et, j'ose dire, beaucoup meilleures. Saint-Mandé est encore ce qu'il était autrefois : une station sanitaire des plus avantageuses.

Et pourtant le nombre des malades y est hors de toute proportion avec le chiffre normal des habitants de la ville ; et pourtant la mortalité s'y exprime par un coëfficient qu'elle n'atteint pas dans les localités réputées les plus malsaines ; et pourtant on n'y peut faire un pas sans y rencontrer des infirmes, paralytiques ou autres, traînés dans de petites voitures ; et pourtant l'ancien et vénérable curé Chossotte avait, non sans raison, baptisé sa paroisse qu'il appelait *Saint-Mandé « les éclopés.* »

Mais, il n'y a là qu'une anomalie apparente.

Tous les malades de Saint-Mandé, je l'ai déjà dit, n'ont pas contracté leur maladie sur les lieux où ils se font soigner. Tous ceux qui y meurent ne doivent pas être mis au compte de la commune où ils rendent le dernier soupir. Ni les uns, ni les autres n'appartiennent, en réalité, à la population dont ils font momentanément partie *. Essentiellement mobile et variable, cette catégorie d'habitants est au fond complètement étrangère à la localité.

Il ne faut pas oublier que nous ne sommes séparés de Paris que de l'épaisseur des fortifications et que nos moyens de communication avec les différents quartiers de la capitale, tendent à devenir de plus en plus fréquents et faciles. Dans cette situation, bien des médecins prennent le parti de conseiller à leurs

* L'Hôpital militaire de Vincennes, je l'ai déjà dit, est situé sur la Commune de Saint-Mandé ; les hommes qui y meurent sont portés sur l'Etat civil de Saint-Mandé et grossissent encore le chiffre de la mortalité.

clients, surtout à ceux que leur position ne permet pas d'envoyer au loin, d'aller chercher à Saint-Mandé ce que déjà de son temps Ambroise Paré ordonnait aux siens : un air pur et un milieu salubre ; ils ont aussi l'avantage de rester en relation avec leurs malades, de suivre au besoin le traitement ordonné et de se tenir en communauté d'idées avec leurs confrères d'outre-remparts.

De plus, il faut reconnaître que bien des familles ne se décident à venir s'installer *extra-muros* que parce qu'elles ont un ou plusieurs des leurs, atteints d'affections, sinon incurables au moins longues à guérir ; qu'une autre cause déterminante du séjour à Saint-Mandé est pour beaucoup de gens surtout, outre la possibilité de s'occuper de leurs affaires, l'état précaire d'une santé qui s'accommode mal du bruit, du mouvement et de l'atmosphère irrespirable de certains quartiers commerçants.

Ainsi s'explique le nombre, véritablement énorme, des malades à Saint-Mandé et comment il ne s'y trouve guère de maisons où le médecin ne doive pénétrer.

Les décès sont très-nombreux ; la mortalité est excessive, ai-je dit. Cela n'est pas douteux et n'est que la conséquence de ce qui précède. On n'envoie pas seulement à Saint-Mandé des malades susceptibles de guérir, mais aussi bien des personnes pour lesquelles tout espoir de guérison doit être abandonné ; elles ne nous arrivent guère que pour mourir. Que de fois ai-je dû donner mes soins à des phthisiques parvenus au dernier degré de leur mal et à qui *on avait ordonné l'air de Saint-Mandé!* Que de fois, dans ces maisons qu'on appelle ici « Pensions de famille », ai-je été demandé par de pauvres gens qui n'avaient plus que quelques jours à vivre ! De plus, les vieillards entrent pour un chiffre élevé dans la composition de la population. Fonctionnaires retraités, négociants retirés des affaires, ils cherchent au milieu de nous, sans trop s'éloigner du centre où leur vie tout entière s'est écoulée, des conditions matérielles plus faciles, moins coûteuses, une existence morale moins agitée, et ils fournissent à la mortalité un contingent dont leur âge suffit à expliquer l'importance.

Il ne faut pas tirer de ce double fait incontestable en lui-même : nombre considérable de malades, mortalité très-grande, aucune conséquence défavorable au pays où il se produit. Il faudrait plutôt voir, dans l'empressement des malades à venir dans notre ville chercher un soulagement possible, hâter une convalescence ou tenter, en dernière analyse, une cure inespérée, la confirmation de l'excellence des conditions hygiéniques où l'on se trouve à Saint-Mandé.

Je n'ajouterai plus qu'un mot avant de terminer : c'est que, si remarquables que puissent être ces conditions en général, elles ont surtout une influence merveilleuse sur les enfants. Saint-Mandé est, je puis le dire, le «*paradis*» des enfants. Qu'il s'agisse d'eux dans les premiers jours qui suivent la naissance, de ceux plus avancés en âge que l'on voit courir dans les allées du bois, ou sauter dans l'herbe des pelouses, ou bien encore des adolescents qui peuplent les Institutions, Couvents, Pensionnats, ils sont tous ici dans une situation physique exceptionnellement avantageuse.

Appelé par les besoins de ma clientèle à faire de nombreux accouchements et à voir de près bien des nouveaux-nés, j'ai été maintes fois à même de constater que de petits êtres venus au monde chétifs, débiles, n'avaient dû d'être conservés à leur mère qu'à la possibilité de les placer, dès les premiers jours, dans un milieu hygiénique excellent.

Médecin de presque toutes les maisons d'éducation de Saint-Mandé, je trouve, au moment de la rentrée des classes, des figures pâles, des êtres malingres, aux yeux enfoncés dans l'orbite, aux traits fatigués : les petits garçons sont étiolés, les fillettes chlorotiques; ce sont de nouveaux venus, ce sont des enfants de Paris. Au bout de quelques semaines, ils ne sont plus reconnaissables : les faces sont colorées, le sang circule sous la peau; les garçons ont pris de la force; les membres se sont développés, les muscles se sont raffermis; les filles ne sont plus les mêmes; le teint n'est plus blafard : ce sont de bonnes paysannes aux joues fermes et rougeaudes, ce sont maintenant des enfants de Saint-Mandé.

Il s'est produit là un véritable miracle et c'est l'air de Saint-Mandé qui l'a opéré : « Tel air, tel sang », dit le proverbe, et, cette fois, le proverbe a raison.

FIN

Vincennes.—Imp. P. Juin, 2, rue de la Charité.

VINCENNES. IMPRIMERIE P. JUIN, 2 ET 5, RUE DE LA [illegible]

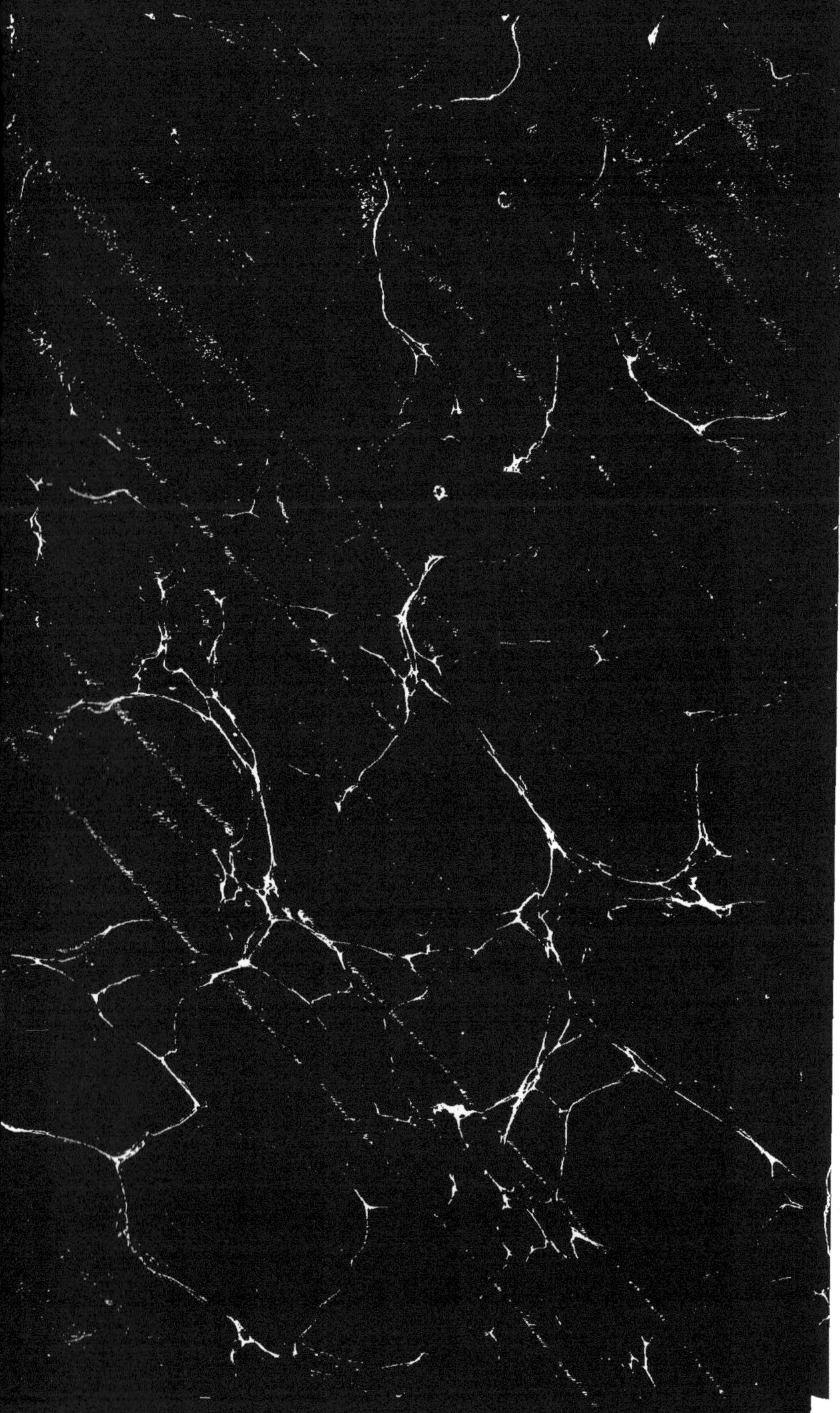